COUP D'OEIL

sur

l'état actuel de la pratique

DE LA MÉDECINE

à Marseille,

Par E. Feraud,

Docteur en médecine de la Faculté de Paris,

Membre de plusieurs Sociétés savantes.

Pariere personis, dicere de vitiis.
MARTIAL.

MARSEILLE,

IMPRIMERIE MILITAIRE DE DAME ROCHE, DIRIGÉE PAR DUFORT,
RUE DU PAVILLON, N. 20.

COUP D'OEIL

sur

l'état actuel de la pratique

de la

MÉDECINE

à Marseille,

Par E. Feraud,

Docteur en médecine de la Faculté de Paris,
Membre de plusieurs Sociétés savantes.

Parcere personis, dicere de vitiis.
MARTIAL.

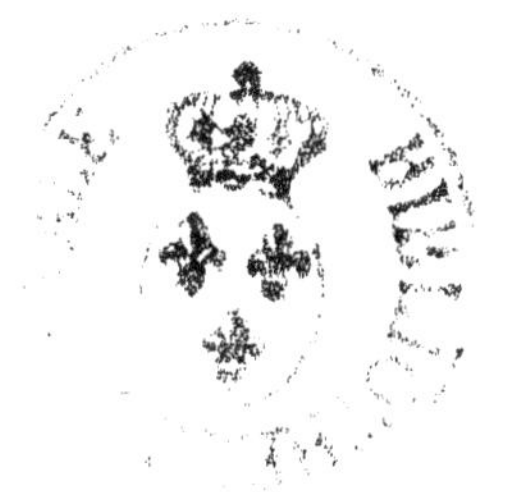

MARSEILLE,
IMPRIMERIE MILITAIRE DE DAME ROCHE, DIRIGÉE PAR DUFORT,
RUE DU PAVILLON, N. 20.

Se trouve :

à Marseille, à la Librairie de CHAIX, sur le Port.
Chez CAMOIN, Libraire, Place Royale.
Et chez l'Auteur, Grand'Rue, n° 48.

Avant-Propos.

Entreprendre de tracer, même sommairement, l'état actuel de la pratique de la médecine, à Marseille, est une tâche pénible pour le philantrope, critique pour le médecin, presque téméraire pour celui qui connaît les passions, et qui veut vivre à l'abri de leur orage. Il faut en effet avoir une bien haute opinion de ses semblables, ou craindre peu les ressentimens de l'amour-propre blessé, pour oser, d'une main assurée, esquisser fidèlement ce tableau, en conciliant ce qu'exigent les bienséances avec ce qu'on doit à la vérité. Ces contrariétés, qui s'augmentent encore si c'est un jeune médecin qui écrit, étaient bien propres à nous rebuter, dès le premier abord, si nous n'avions trouvé, pour nous déterminer, un motif plus puissant, puisqu'il est tiré de l'ordre de nos devoirs.

Nous avons cru que, lorsque la pratique de la médecine, par un grand nombre de causes que nous nommerons, marchait rapidement vers une décadence (1) prochaine, il était du devoir du médecin (2) de signaler cet état alarmant, et dès-lors, à défaut d'une plume plus habile et plus exercée, forts de notre cause et de la droiture de nos intentions, nous avons rompu le silence.

Des objections nous attendent sans doute, et ce sera la moindre chose que nous ayons à redouter. On nous blâmera peut-être d'avoir voulu montrer au grand jour les secrets d'une pratique repréhensible, et d'initier ainsi le public à la honte de nos débats. On dira que, loin de remédier au mal, la publicité ne manquera pas de l'accroître de tout le scandale que nous aurons soulevé (3). Il est vrai que nous ne

(1) Nous sommes bien loin de prendre ce mot dans toute son acception et de méconnaître les progrès incontestables de la médecine, mais nous l'employons pour exprimer le malheureux état où se trouve réduite cette science pour ce qui regarde un grand nombre de points de son exercice.

(2) Nisi vindices delicta, improbitatem adjuves.
(Publius Sirius.)

(3) La vérité devient-elle un sujet de scandale pour quelques-uns, *que le scandale naisse*, dit saint Augustin, *et que la vérité soit dite*. Voici donc la vérité, et malheur à qui se scandalise.

sommes pas surs de réprimer les abus qui se sont introduits dans l'exercice de la médecine, mais en montrant toute la turpitude (1), nous parviendrons peut-être à les faire condamner : comme ces esclaves ivres qu'on exposait à la vue des jeunes spartiates, pour leur faire aimer la tempérance.

Notre intention n'est donc pas de nuire à la médecine pour laquelle nous professons un grand amour et beaucoup de respect ; nous protestons également contre toute espèce d'attaque que l'on pourrait voir contre les personnes ; car la calomnie, pour déguisée qu'elle soit, n'en est pas moins l'arme du lâche. Mais, pour remplir fidèlement notre tâche, quelque inoffensives que soient d'ailleurs nos intentions et malgré notre répugnance pour la critique, nous aurons malheureusement trop souvent à blâmer. Toutefois nous le ferons avec toute la bonne foi et toute l'impartialité qu'il sera possible, en tâchant surtout de ne pas nous écarter de la modération que prescrit un art sublime qui, ainsi que l'a dit un auteur, compte les passions au nombre des maladies.

(1) L'ignorance et le vice se nourricent et s'augmentent quand on les tient cachés. *Il n'y a que les foux*, dit Horace, (*epist. lib.* 1.) *à qui la honte ou la timidité fait céler leurs ulcères, au lieu de les montrer pour les guérir.*

Stultorum incurata pudor malus ulcera celat.

Mais si le vrai est toujours au bien, nous pensons qu'il doit être toujours permis de le dire, quelque soit le mérite et la qualité des personnes qui s'en tiendraient pour offensées : tant pis pour celles qui se seront placées dans une position où la vérité pourra les forcer à rougir.

Que, pour rendre toute notre pensée, on nous permette de comparer un instant les médecins à un corps de troupes traversant un pays ennemi. La discipline fait la sureté. Ceux-là n'ont rien à craindre, qui marchent avec le drapeau; mais malheur au traînard ou au maraudeur; un ennemi attentif veille sans cesse pour le surprendre.

Cet ennemi attentif, nous nous efforcerons de le devenir de la licence qui s'est introduite dans la médecine, et en cela, nous ne craignons pas de démériter de la science (1), ni d'encourir

(1) La société de médecine, chirurgie et pharmacie du département de l'Eure, n'a pas cru ce sujet au-dessous de son attention, en publiant le programme suivant :

Programme de Prix proposé par la Société, etc. pour être décerné dans la séance publique de 1818.

Signaler tous les abus qui se commettent dans l'exercice de la médecine, de la chirurgie et de la pharmacie ; déterminer le degré d'influence qu'ils peuvent avoir sur la santé et la vie des hommes ; Indiquer les moyens les plus efficaces de les réprimer et d'anéantir le charlatanisme.

Le prix est une médaille d'or de la valeur de deux cents francs. Une médaille d'argent sera décernée à l'auteur du mémoire qui aura le plus approché du prix.

le blâme des personnes impartiales qui l'exercent (1); si, au contraire, l'importance d'un sujet est toujours la mesure de l'interêt qu'il inspire, nous osons espérer un regard d'assentiment et de bienveillance de tous ceux qui ont un désir pour le bonheur de leurs semblables. Que si quelques connaissances sont encore nécessaires pour un pareil genre de travail, nous les trouverons bien moins dans le sentiment de nos forces, que trahiront peut-être ces quelques pages arrachées à notre insuffisance, que dans la bonté de notre cause, et surtout dans cette assurance que donne la conscience, lorsqu'on élève la voix pour défendre ce qu'il y a de plus sacré parmi les hommes, les intérêts de l'humanité.

(1) La position la plus avantageuse pour le bon droit, a dit J. J. Rousseau (*Dis. sur les Scien. et Arts*), est d'avoir à se défendre contre une partie intègre et éclairée, juge en sa propre cause.

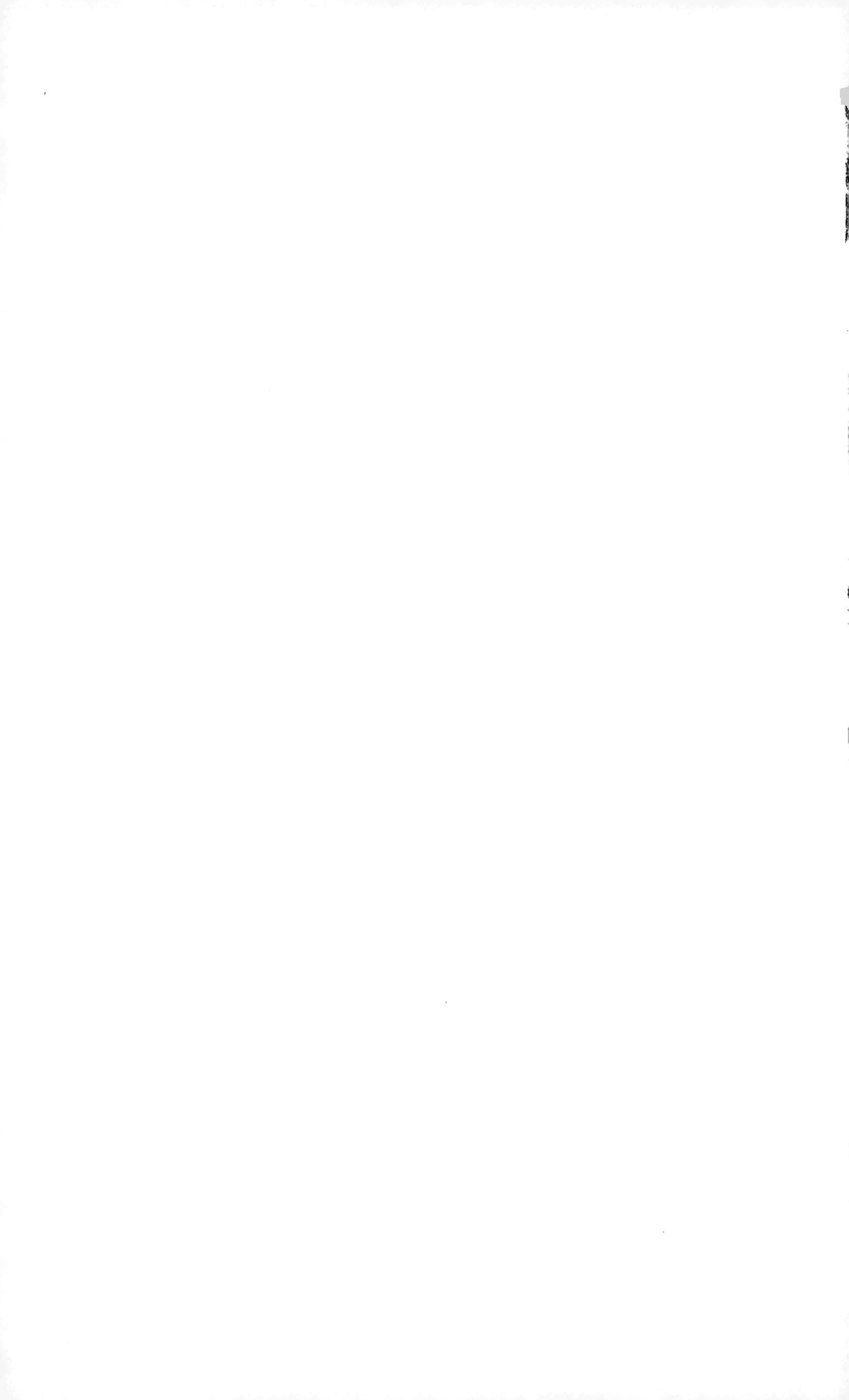

COUP D'OEIL

SUR

L'ÉTAT ACTUEL DE LA PRATIQUE

DE LA

MÉDECINE

A MARSEILLE.[1]

Celui qui, étranger à la médecine, jetterait néanmoins un coup d'œil observateur sur l'état actuel de la pratique de cette science à Marseille,

(1) Il n'entre pas dans notre plan, quoique peut-être le titre de ce travail semblât l'indiquer, de tracer le tableau de statistique médicale de Marseille; de parler des hôpitaux, des établissemens de bienfaisance et du mode adopté pour les secours qu'on y distribue. Ces sujets, trop nombreux, auraient demandé un cadre plus vaste que celui que nous avons adopté et peut-être à être rédigés dans un autre esprit.

ne pourrait s'empêcher de remarquer, au premier abord, combien elle est déchue de la considération et de l'éclat auxquels elle a tant de droits à prétendre, et dont les temps anciens nous fournissent de si beaux exemples. Que serait-ce s'il était médecin; si, initié aux secrets de la science, il pouvait porter un regard scrutateur jusques dans le détail des faits qui, par leur réunion, en constituent la pratique? ce ne serait plus alors de la surprise, mais une juste indignation qui s'emparerait de lui, à la vue de la vaste anarchie dans laquelle elle est plongée, et qui compromet non-seulement sa dignité, mais encore les droits inviolables de l'humanité.

Et que l'on ne dise pas que nous enfantons des monstres pour avoir occasion de les combattre; que cet état de la médecine que nous signalons, n'est qu'un être de raison, le produit d'un cerveau atrabilaire ou d'une imagination mal ordonnée. Le mal existe, et celui qui, dégagé de toute prévention et de tout intérêt personnel, voudra franchement en apprécier les résultats, ne pourra s'empêcher de le reconnaître, et d'être effrayé des conséquences où ses progrès toujours croissans pourraient entraîner la médecine. J'en appelle à ces honorables praticiens, patriarches de leur art à Marseille, eux qui ont traversé une longue et glorieuse pratique, et qui planent au-dessus des petits intérêts qui gouvernent aujourd'hui le monde médical, ils diront, qu'elle prodigieuse différence existe entre la pratique d'une autre époque et celle qui se fait chaque jour sous leurs yeux et dont ils déplorent les funestes conséquences.

Il faut bien l'avouer, la dégradation de la pratique de la médecine n'est plus une question de fait, puisqu'elle est reconnue par tous les médecins de bonne foi; et malheureusement ce n'est plus le secret des gens de l'art, mais une vérité devenue vulgaire, tellement elle a été mise à la portée de tout le monde, tellement on craint peu d'en fournir chaque jour de nouvelles preuves.

Il convient donc de rechercher les causes de l'état que nous signalons, de les apprécier à leur juste valeur, et après avoir montré les effets déplorables qu'elles ont déjà produits et ceux qu'elles peuvent porter encore, indiquer les remèdes à ce mal et proposer les moyens qui nous paraîtront convenables pour le faire efficacement. Puissent nos bonnes intentions ne recevoir que les interprétations qu'elles méritent, et nous servir d'excuse aux yeux des personnes qui pensent que les efforts que l'on fait vers le bien ont droit à quelque indulgence!

CHAPITRE PREMIER.

DES MÉDECINS.

Bonos medicos in civitate oportet.
Plato, De Republ. [illegible]

SANS remonter bien haut dans les annales de la médecine, on trouve qu'une des causes premières du discrédit dans lequel est tombée la pratique de cet art, se lie aux différens systèmes qui, dans ces derniers temps, se sont succédés à des époques assez rapprochées. Depuis plus d'un siècle la médecine se traînant sur les pas des autres sciences qui, plus tard, lui ont tracé la route des découvertes et du perfectionnement, était, pour ainsi dire, stationnaire et ne recevait d'impulsion que celle que lui communiquaient de temps en temps quelques esprits plus hardis qui osaient s'écarter de la route battue ; car toutes ces théories des chimistes, des physiciens, des vitalistes, etc., en substituant des hypothèses à l'observation pure et simple de la nature, avaient peu fait pour son avancement, et il faut vraiment arriver jusqu'à Pinel et Bichat, pour apercevoir des progrès qui jusqu'alors avaient été à peu près insensibles. Renversant les théories incohérentes des anciens, le génie de ces deux hommes célèbres éleva sur ses débris une doctrine nouvelle, et lui donna pour fondement les méthodes analytiques, inventées par Bacon, qui pouvaient seules en assurer le perfectionnement. A son apparition, cette nouvelle doctrine fut saluée par l'approbation des médecins, et, à la réserve de quelques-uns, qui persistèrent dans leurs anciennes croyances, tous s'empressèrent de l'adopter; bientôt l'enseignement la répandit, et aujourd'hui elle conserve encore un grand nombre de partisans.

Enfin parut la doctrine dite physiologique. Son fondateur, s'emparant de quelques-unes des idées de Pinel, de Bichat, de Brown et d'autres auteurs, les généralisa, les féconda de son génie, et éleva à la science un monument qui offre peu d'analogues dans les fastes de l'art.

Pendant que le domaine de la médecine était

ainsi successivement envahi par des doctrines nouvelles, les médecins s'en partagèrent eux-mêmes le terrain, et chacun d'eux adopta exclusivement les opinions qui étaient professées au temps où il avait étudié ; ainsi, par une raison d'amour propre, ils se sont divisés en autant de sectes qu'il y a eu de ces opinions régnantes, depuis l'époque où nous avons pris l'histoire de l'art; or, pour ne parler que des principales (1), on peut réduire à quatre le nombre de celles qui ont été successivement dominantes.

La première, qui ne compte plus pour partisans que quelques médecins anciens qui n'ont pas suivi la marche de la science, remonte aux temps antérieurs à Pinel. M. Broussais, pour exprimer le défaut de raisonnement logique qui caractérise la médecine de cette époque, défaut qui consiste principalement à personnifier les symtômes des maladies et à en faire, comme dit cet auteur, des *entités*, de vrais êtres de raison, lui a donné le nom d'*ontologie* (2).

La seconde date depuis Pinel, et réunit les partisans nombreux de sa doctrine. Généralement professée dans les écoles, toutefois avec les mo-

(1) Nous ne disons rien des systèmes qui apparaissent de temps en temps, tel que celui des *contre-stimulistes*, et qui ne méritent d'être regardés que comme des moyens d'investigation.

(2) C'est cette ancienne médecine qui a tant contribué à multiplier les préjugés des gens du monde, sur notre art, en reconnaissant

difications que lui a fait subir la médecine physiologique, elle n'est pas cependant tout-à-fait exempte du reproche d'empirisme.

Viennent ensuite les sectateurs des opinions de M. Broussais. Ces médecins, augmentés des conversions qu'opère chaque jour cette nouvelle doctrine parmi les praticiens, et de presque tous les jeunes docteurs que fournissent les écoles, sont actuellement les plus nombreux. Leur méthode, opposée sur plusieurs points à celle de Pinel, avec laquelle elle conserve cependant de grands traits de ressemblance, diffère entièrement de l'ancienne ontologie dont elle est un contraste perpétuel.

Enfin la médecine *éclectique* qui, à toutes ces époques, a réuni le petit nombre de vrais observateurs. Uniquement fondée sur l'appréciation rigoureuse des faits et sur l'expérience qui en découle, d'après les règles d'une sévère déduction, repoussant pareillement les théories surannées des anciens et les idées trop souvent exclusives de beaucoup de modernes, elle marche toujours entre ces deux extrêmes qu'elle condamne également : c'est peut-être le point de repos qu'attend la science des maladies, après s'être livrée pen-

sans cesse des humeurs à évacuer, (de-là la vogue des évacuans), des nerfs à fortifier, (par des excitans), etc., et en érigeant en maladies particulières tous ces symptômes qui tourmentent encore tant d'imaginations.

dant si long-temps à des oscillations fatiguantes.

Tels sont les élémens qui composent de nos jours le monde médical, et que l'on peut réduire encore à deux classes plus tranchées, savoir : les partisans des anciennes doctrines et ceux qui ne reconnaissent pour certain et ne se guident que d'après les préceptes des nouvelles théories. Sans avoir la prétention de juger les uns ni les autres, voyons comment leurs opinions différentes pourront servir au développement de notre proposition.

Du moment où des règles fixes ne guident plus le praticien, où chaque point le plus simple de médecine peut devenir sujet à controverse, où des théories certaines ne servent pas de base à l'expérience, et que par conséquent celle-ci est fautive, empirique, où il n'existe pas enfin une unité de doctrine qui, ralliant toutes les opinions, au moins pour ce qui est des grands principes de pathologie, ne permette pas à chacun de se conduire d'après tel ou tel système, en vogue à telle époque, et de modifier la science, d'après le caractère particulier de son esprit, la médecine, incertaine, inestable, privée de cette assurance, de cet ensemble qui justifient la confiance, n'offre plus à la société cette garantie morale qui est la principale base de notre art. Or, c'est ce qui arrive toutes les fois qu'il règne en même temps plusieurs théories qui adoptent des méthodes curatives différentes (1). Alors les opinions contraires, en ne s'écartant jamais de la fin ordinaire que l'on se propose dans les discussions, étant mises en présence, se choquent, et bien loin d'avoir la vérité pour résultat, ne servent qu'à affermir plus fortement chacun dans ses principes. Ce que les uns ont blâmé, les autres l'approuvent, les derniers regardent comme nuisible ce que les premiers avaient jugé avantageux. De-là des discussions plus ou moins animées (2), dont l'effet est presque toujours de la mésintelligence parmi les médecins, du scandale pour le public, de la déconsidération pour l'art.

Tel est aussi le résultat que les médecins en général tendent à produire presque également. Les anciens praticiens (3), par un attachement

(1) On ne saurait disconvenir que les différentes révolutions que les théories imaginaires, en se succédant, ont occasionné à la médecine, n'ayent eu des influences proportionnées sur la pratique.

(2) On voudrait en vain le dissimuler. Il arrive quelquefois que, dans les disputes qui s'élèvent sur des objets de médecine, l'esprit de parti, la prévention qui en résulte, l'amour-propre, quelques vues particulières d'intérêt viennent aigrir les esprits et rendent les discussions interminables. — *Dissertations sur la dignité de la Médecine*, PARIS, 1809. Par M. A. J. LEJUNEAU DE KERGARADEC.

(3) Je me hâte de prévenir que, dans tout le courant de cet exposé, je parlerai toujours d'une manière très générale, et en me soumettant d'avance à toutes les exceptions qui heureusement sont nombreuses.

aux préceptes qu'ils ont adoptés dans leur jeunesse, regardent généralement comme de dangereuses innovations tout ce qui heurte leurs opinions et qui ne porte pas la date de 1700. Loin de reconnaître la marche de la science et d'en suivre les progrès, en s'asservissant à de nouvelles études, ils se cramponnent à leurs vieilles erreurs, pensant arrêter le mouvement ascendant du siècle qui les emporte malgré eux.

Ils dédaignent de lire les ouvrages nouveaux qui pourraient seuls les mettre sur la voie des nouvelles découvertes, soit parce que les connaissances médicales ont tellement changé d'aspect, depuis qu'ils ont quitté les bancs, qu'ils ne sauraient plus les comprendre ni les accorder avec leurs anciennes théories, soit parce qu'ils seraient effrayés de ce qu'il leur faudrait apprendre, s'ils voulaient se mettre au courant, et qu'il est beaucoup plus facile de continuer à pratiquer, comme ils l'ont fait jusqu'à présent, que de se plier à une réforme que repoussent toutes leurs facultés intellectuelles (2).

Quelques uns cependant, entraînés, malgré

(2) Les médecins dont nous parlons ne peuvent, il nous semble, sortir de l'une de ces deux catégories, ou bien ils désavouent les progrès récens de la médecine, ce qu'il leur reste encore à prouver, ou bien, en les reconnaissant, ils ne veulent pas se soumettre aux conséquences que ces progrès leur imposent : dans l'un comme dans l'autre cas, comment justifier leur pratique ?....

leur inflexibilité, par la vogue du moment, car le public lui-même s'est mêlé de la discussion et l'a presque toujours jugée en faveur des nouvelles doctrines, quelques-uns ont paru se relâcher un peu de leurs prétentions, et concéder quelque chose aux nouvelles théories; mais comme ils le faisaient à regret, privés d'ailleurs de toutes les données qui pouvaient assurer des succès qu'ils confiaient alors à une réserve voisine de la pusillanimité (1), leurs essais ont été le plus souvent malheureux; et alors, s'armant de plus de l'autorité de leur nouvelle pratique, ils ont pris de-là un prétexte pour revenir plus que jamais à leurs premières opinions dont rien n'est plus possible de les faire dévier. Du reste, pleins de confiance en leurs méthodes empiriques qu'ils retranchent ordinairement derrière quelque grand nom, ils laissent tomber à peine un sourire de pitié sur leurs jeunes

(1) Nous empruntons le fait suivant à l'Observatenr des Sciences Médicales IV.e année, XXXVII.e n.o, juillet 1824. Article VARIÉTÉS, par M. ROUX. « Un ancien praticien ayant ouï dire, (car il ne lit plus les ouvrages de médecine) que la doctrine du jour faisait des miracles, et ayant à soigner un jeune homme robuste et sanguin, atteint d'une gastrite, eut recours à l'application de trois petites sangsues sur l'épigastre; et pour s'opposer à la syncope qui, suivant lui, devait résulter de l'hémorrhagie, s'empressa d'administrer le *lilium de Paracelse*. N'ayant pas eu le bonheur de guérir son malade, notre praticien ne cesse de déclamer contre la doctrine physiologique et d'assurer que l'expérience est un grand maître. »

Combien de faits de ce genre n'aurions-nous pas à citer au besoin!

confrères qui suivent une autre route et dont ils accueillent les argumens, souvent trop pressans, avec les airs d'une dédaigneuse supériorité, croyant sans doute être encore au temps de Molière, où il n'était pas permis d'être d'un avis contraire à celui de son ancien (1). Ce n'est pas tout : continuellement opposés aux médecins de la nouvelle école dont ils semblent jaloux, ils abusent souvent de la prépondérance qu'on accorde à leur âge, pour la leur faire un peu trop vivement sentir; et en s'affranchissant ainsi des règles d'une juste bienséance, ils leur fournissent des armes qu'ils seraient bien souvent inhabiles à repousser.

De leur côté, les partisans des nouvelles doctrines, ne laissent ni leurs argumens sans réplique, ni leurs procédés sans réciproque. Enthousiastes, parce qu'ils sont en général plus jeunes, apportant à la discussion des principes forts de raisonnemens, de faits et de toute la fraîcheur des théories nouvelles leur conviction semble s'augmenter de toute l'opiniâtreté qu'ils rencontrent chez leurs adversaires. Ils les accusent d'ignorer les faits nouveaux, d'être étrangers aux progrès de l'art et

(1) Essere, in omnibus
Consultationibus,
Ancienni aviso,
Aut bono, aut movaiso.

aux découvertes du génie; de manquer de théories positives et de retenir la médecine dans le domaine des croyances empiriques. Ils leur reprochent jusqu'à leurs nouveaux essais qu'ils qualifient d'expériences mal-adroites et de complaisance. Souvent aussi ils dépassent eux-mêmes le but qu'ils reprochent aux autres de ne pas atteindre. De ce que les uns sont polypharmaques; les autres adoptent une médecine purement expectante; les émétiques, les purgatifs drastiques prodigués et tout le cortége des excitans sont remplacés par quelques remèdes insignifians qui en méritent à peine le nom; au luxe indigent d'une thérapeutique monstrueuse succède une stérilité presque absolue qu'on aurait souvent de la peine à exempter du reproche d'insuffisance. Abusant enfin d'un principe vrai, qui est de laisser quelque chose à la nature et de ne pas en étouffer les efforts conservateurs sous le grand nombre de prescriptions, bientôt ils n'ordonneront plus rien précisément, parce que les autres ordonnent trop.

In vitium ducit culpæ fuga, si caret arte.

Ainsi les uns et les autres contribuent, chacun de leur côté, à perdre la médecine. Les derniers, en s'efforçant d'en rendre la pratique tellement simple, tellement facile que le vulgaire, qui exagère tout, se croira bientôt en droit de l'exercer (1) ; les autres, en persistant à reconnaître des indications qu'il serait difficile d'admettre sans aveuglement ou sans ignorance, et à les combattre par des moyens qui ne sont plus à la hauteur des connaissances actuelles (2).

C'est bien pire, quand les antagonistes viennent à se trouver en présence, ce qui doit arriver souvent, et qu'au milieu des discussions animées, des prétentions et des amour-propres rivales, les parens du malade ont à se décider entre l'assurance doctorale et le ton décisif

(1) Les ouvrages de médecine (et ceci peut être appliqué à la science elle-même) mis à la portée du vulgaire, méritent tous un grave reproche, celui de donner au lecteur une présomptueuse confiance en lui-même et de lui faire penser que quelques heures lui suffisent pour acquérir les connaissances qu'un médecin ne possède qu'après plusieurs années d'un pénible travail. DICT. DES SCIEN. MÉD., ART. MÉDECINE.

(2) Tout homme se croit praticien, parce qu'il voit des malades et juge de son mérite par la généralité de ses moyens et par le nombre des individus qui leur accordent leur confiance. Quelles lumières tirer du médecin qui, calculant le nombre de ses années de pratique, prétend en avoir plus oublié qu'on ne pourra jamais en savoir ! Si la science était réduite à cette détresse, et s'il fallait oublier ce qu'on a su pour être habile praticien, la médecine alors ne serait plus que le triomphe du charlatanisme, et la vie des hommes serait continuellement exposée au danger d'une pratique routinière qui n'aurait elle-même pour base que le hasard d'une application thérapeutique heureuse. DICT. DES SCIEN. MÉD., T. 45., ART. PRAT. DE LA MÉDECINE.

d'un praticien à longue expérience (1), et les argumens nouveaux, mais pressans d'un jeune médecin encore tout rempli des souvenirs de l'école. Ainsi, la médecine, déconsidérée par les méfaits et la mésintelligence des gens de l'art; privée de cette fixité, de cet ensemble qui forcent le respect du vulgaire, n'est plus qu'une science illusoire dont on s'exerceà se moquer.

D'autres médecins, oublieux de la dignité de leur art, le compromettent d'une autre manière, en cherchant à le populariser le plus qu'il est en leur pouvoir (2). Loin de repousser les préjugés populaires sur la médecine, ils les favorisent ou les laissent se propager par une condamnable insouciance. Quelques-uns semblent même vouloir renchérir sur ces auteurs pour le peuple, ces transfuges de la médecine, dont les ouvrages décorés de titres amphatiquement spécieux déguisent mal les vues d'un avide intérêt et l'ambition d'une déplorable renommée; ainsi, grâce à l'obligeance de ces messieurs qui formulent des émétiques et des purgatifs en nature, le public sait faire le

(1) Medicos qui solam experientiam sequuntur non admittimus, quoniàm ipsi sicut idiotæ faciunt quæ vident inspicientes, et rerum quidem eventum contuentes, causam autem ignorantes.

Cette remarque de Galien est applicable, non pas aux vieux médecins en général, mais aux praticiens routiniers exclusivement.

(2) La médecine populaire sera toujours l'imposture d'un avide charlatan, lorqu'elle ne sera pas le rêve d'une ame bienfaisante.

petit lait, des loochs, des sirops même composés et une infinité de menus détails de la pharmacie. Ils ne font pas attention que bientôt on se passera d'eux, comme ils enseignent à le faire du pharmacien ; mais que gagnent-ils à cette grosse popularité? En cherchant à se faire valoir aux yeux de quelques personnes peu réfléchies, ils s'aliénent la confiance de celles qui raisonnent et qui jugent combien un médecin se dégrade, lorsqu'il outre-passe sa tâche, aux dépens de son art; mieux vaudrait cent fois n'exiger aucun salaire des personnes peu fortunées, et leur faire avoir les remèdes *gratìs*, que de venir, par une économie mal entendue, ravaler la plus belle des professions.

Une vérité en appelle une autre, et je dois à mes engagemens de n'en déguiser aucune. Qu'il me soit donc permis de parler de l'indépendance en médecine que les médecins aliénent chaque jour (1). Ils sont bien loin sans doute, ces temps, l'âge d'or de notre art, où la reconnaissance accueillait des oracles que jamais ne profanèrent des idées de vénalité, alors Hipocrate refusait les présens d'un grand roi ; on ne voyait point alors l'intérêt être la seule règle des médecins, ceux-ci être sans cesse

(1) Le médecin doit être indépendant, et ne connaître d'autre chaîne que les devoirs de son état.

occupés à se supplanter ou à se nuire, et rechercher quelquefois des occasions de succès par de basses intrigues qui déshonorent ceux qui s'oublient au point de s'abaisser jusqu'à elles (1). Ils n'avaient pas, comme aujourd'hui, des commères, des prôneurs affidés, des courtiers salariés. L'oubli des bienséances, les petites rivalités, la mordante envie, la sourde médisance n'étaient pas à l'ordre du jour; mais depuis que, pour réussir dans le monde, il n'est plus besoin d'être médecin instruit, mais médecin intriguant; depuis qu'on n'attend plus une réputation des talens et d'une pratique irréprochable, mais du savoir-faire, de la flatterie et de tout le petit manége des médiocrités ambitieuses; depuis que les places lucratives, quelles qu'elles soient, sont devenues le partage de quelques personnes qui semblent avoir acquis elles seules le droit exclusif de les posséder (2), la médecine a dû perdre tous ses titres à la considération et à la gloire, elle a dû devenir telle que nous la voyons de nos jours.

(1) Nous nous abstenons de citer des faits en ce genre; il serait trop pénible de voir des confrères dans ces hommes qui vont mandier des maladies, et qui ne trouvent point de moyens au-dessous d'eux pour satisfaire leur avidité.

(2) On ne sait vraiment à quelle idée se fixer relativement aux sociétés administratives chargées de nommer à ces places; car c'est une chose qui ne peut se rencontrer que dans un mode vicieux d'administration que de voir quelques personnes, toujours à peu-près les

CHAPITRE SECOND.

SOCIÉTÉS

DE

PRÉVOYANCE ET DE SECOURS.

> Les associations particulières font naître des dangers tellement graves, que plusieurs économistes ont pensé qu'elles pouvaient devenir plus nuisibles qu'avantageuses.
>
> *Considérations sur les secours publics aux indigens malades de la ville de Lyon*, par F. C. TERME, D. M. 1826.

L'EXPÉRIENCE montre chaque jour que les idées les meilleures se dénaturent et se corrompent, lorsqu'on e n généralise trop les conséquences, et nous en trouvons une nouvelle

mêmes, cumuler irrévocablement toutes les places, comme s'il n'y avait qu'elles qui fussent capables de les remplir et que les connaissances nécessaires eussent été déniées à tous les autres, à leur profit exclusif. Mais si des talens, auxquels nul autre ne peut être comparé, ne donnent pas la raison suffisante de ces préférences, on n'est pas ambarsassé où la trouver.

preuve dans l'application qu'on a faite de la médecine au traitement par abonnement des sociétés dites de *Prévoyance* et de *Secours* (1).

Je ne sais quel est l'auteur de cette utile application, mais je ne crois pas qu'il puisse jamais venir de pensée plus funeste dans l'esprit du médecin qui aurait en haine sa profession et qui étudierait les moyens de la ravaler. On ne conçoit pas davantage que l'absurdité d'une pareille idée n'ait pas d'abord sauté aux yeux de tout le monde, et qu'il se soit trouvé des personnes assez ignorantes de leurs vrais intérêts pour consentir à l'adopter. Que si ce n'est pas un médecin qui a eu l'initiative d'un pareil projet, il était de son devoir de le repousser avec force, comme ne tendant à rien moins qu'à compromettre non seulement la dignité de son art, mais encore, ainsi que nous espérons le prouver, les vrais intérêts des médecins en général et ceux des sociétaires eux-mêmes.

D'abord cette fureur de se parquer en société et, par suite, de s'abonner un médecin, n'a envahi que la classe moyenne de la société.

(1) D'après le dernier compte rendu de la société de bienfaisance, ces sociétés sont au nombre de quarante-sept. Moyennant une petite rétribution mensuelle, dit M. le Docteur Segaud, dans son tableau sur les prisons de Marseille, chaque membre est soigné et médicamenté, lorsqu'il tombe malade.

Plus éclairée, et par conséquent plus indépendante, outre que, par sa constitution, elle était peu propre à ce genre d'isolement, la classe relevée aurait pu s'apercevoir ensuite de l'impossibilité qu'il y aurait eu pour elle de recevoir dans ses maladies tous les secours de l'art, avec un médecin rétribué si modiquement et surtout d'une manière collective. Dans toute chose il doit y avoir en effet proportion entre la peine et la récompense, le travail et le salaire, autrement l'homme ne travaille pas, ou s'il le fait, poussé par le besoin ou par tout autre motif, il trouve toujours le moyen, toutes les fois qu'il le peut, de rétablir l'équilibre.

Ce que l'instruction opère chez la classe relevée, la nécessité le fait pour la classe indigente. Privée du bienfait de ces sociétés et ne pouvant, en aucune manière, rétribuer au médecin particulier, elle a recours à la bienfaisance pour en obtenir les secours des dispensaires.

Ce serait peut-être ici le lieu de dire un mot sur le mode de distribution des cartes des dispensaires à la classe nécessiteuse. On verrait que ces secours, réclamés par l'indigence, lui sont bien souvent durement refusés, pour être prodigués à des gens avides qui n'ont, pour la plûpart du temps, d'autres titres à faire valoir que la bassesse de leur effronterie et d'une honteuse dissimulation, et qu'ainsi les intentions si louables, si philantropiques d'une administration toute de bienfaisance, lorsqu'elle ne sort pas de ses attributions immédiates, sont très souvent dénaturées et entièrement méconnues pour ce qui regarde les dispensaires. Mais ce serait dépasser les limites de notre sujet, dans lesquelles nous avons déjà tant de raisons de nous restreindre.

Il ne nous reste donc que la classe moyenne presque entièrement composée d'ouvriers de professions diverses (1), qui ait été accessible à la séduction. Or, ce qui a porté les membres de ces sociétés à consentir à s'abonner un médecin, c'est l'avantage apparent que chacun d'eux a cru trouver dans la modique rétribution qu'il lui suffisait de donner pour avoir à ses gages un homme de l'art. Partant de cette idée, spécieuse sans doute, que, moyennant vingt à trente sous par an (2), ils pouvaient se

(1) La plûpart des ouvriers, dit M. le Docteur Segaud, ouvrage cité, appartiennent à des sociétés de prévoyance et de secours ; ils ont la faculté de se faire traiter gratuitement, dès qu'ils sont indisposés.

(2) Chaque société donne cent fr. au médecin et cent fr. au pharmacien, ce qui revient, pour chaque sociétaire, de vingt à trente sous pour le médecin et autant pour le pharmacien.

faire traiter de toutes leurs maladies, ils l'ont trouvée tellement avantageuse qu'ils ne sont pas allé plus loin et qu'ils ont passé par dessus tous les inconvéniens. Mais beaucoup sont déjà revenus de ces illusions d'économie; ils commencent à s'apercevoir qu'on leur avait promis bien plus qu'on ne pouvait raisonnablement leur tenir, et que ce prétendu avantage dont on les avait bercés, n'a jamais été qu'une chimère de spéculateur; et la preuve qu'ils se sont ravisés, malgré les influences dont on les circonvient, la preuve qu'ils commencent à ne plus croire au bienfait des visites à deux sous (1), c'est qu'un grand nombre appelle, dans ses maladies, un médecin de sa confiance, préférant ainsi payer une seconde fois (2); car si, moralement envisagé, il est absurde de penser qu'un malade puisse de cette manière recevoir, en temps opportun, tous les secours de l'art, il doit arriver bien souvent qu'il devienne une impossibilité physique que la chose se passe ainsi.

(1) D'après le calcul le plus rigoureux que nous ne reproduirons pas ici, c'est tout au plus si les visites reviennent à deux sous.

(2) Il n'est pas de médecin qui n'ait été appelé plusieurs fois pour traiter des sociétaires qui, dans leur gros bon sens, ne veulent plus des visites à deux sous, parce qu'ils s'aperçoivent qu'on leur en donne pour leur argent et parce que, (ceci soit dit, sans offenser personne) ils n'ont pas confiance au médecin de leur société qu'ils ont été forcés de recevoir.

Ces sociétés se composent d'un nombre de membres qui s'élève, terme moyen, à environ quatre vingt; le même médecin en traite ordinairement plusieurs, car (ceci soit dit sans jalousie) il n'y a qu'un petit nombre d'entr'eux qui jouisse de ce privilége. Supposons maintenant un médecin qui ait seulement 400 sociétaires, ou cinq sociétés, pour abonnés(1), et fixons à douze par jour le nombre des malades à visiter qu'un pareil nombre peut fournir (2). Et certes on ne nous accusera pas d'exagération, si surtout l'on ajoute que « quelques « unes de ces sociétés (3) ont poussé encore plus « loin leur prévoyance, et ont voulu l'étendre « jusques sur leur famille qui est également « traitée *gratuitement*, en cas de maladie, au « moyen d'une cotisation extraordinaire (4) « et d'un abonnement fait avec le médecin et « le pharmacien de leur société (5); » et

(1) Notre supposition ne sort pas des limites de la vérité; on sait en effet qu'il y a des médecins qui ont plus de cinq et six de ces sociétés.

(2) On admet pour l'ordinaire que le vingtième de la population est malade, et que le centième a une maladie grave. DICT. DES SCI. MÉDI., ART. STATISTIQUE, par M. FRIEDLANDER.

(3) Environ la moitié.

(4) De cinq sous par tête, pour chaque mois.

(5) Ces détails sont extraits littéralement du COMPTE-RENDU DE LA SOCIÉTÉ DE BIENFAISANCE, pour l'année 1825.

que de plus, ce qui doit arriver souvent, quelques uns de ces malades exigent plusieurs visites par jour. Comment, je le demande, en prélevant le temps donné à sa clientelle et à son cabinet, le médecin trouvera-t-il celui de visiter tous ses malades (souvent placés à une grande distance les uns des autres), et de donner à chacun toute l'attention qu'il réclame, surtout si, parmi les affections dont ils peuvent être atteints, il s'en trouve de celles où l'expérience journalière ne suffit plus et où il est besoin de recourir à des auteurs pour chercher dans leurs ouvrages des analogues et des conseils.

Cette assertion, justifiée par les faits, se change presque en certitude; ainsi, pour suppléer au manque de temps, et peut-être pour économiser ses peines, voyons-nous ordinairement le médecin requérir le malade de se transporter à son domicile, à moins que son état d'impuissance bien constatée ne s'y refuse absolument, ou lorsqu'enfin la maladie, d'une gravité reconnue, exclut toute idée de déplacement, il consent à se transporter chez lui, ce n'est bien souvent qu'après que celle-ci compte déjà plusieurs jours depuis l'invasion, et que ses progrès sont arrivés au point où il est difficile de les arrêter. Dans le courant de la maladie, quelle que soit l'exigence du danger, les visites subséquentes ne sont faites le plus souvent que de loin en loin et pour satisfaire en quelque sorte aux formes d'une obligation éloignée. Enfin dans les cas urgens, où les secours tirent leur principal avantage de leur opportunité, il est bien rare qu'ils arrivent à temps pour prévenir ou pour remédier à un accident (1).

Et que l'on démente ces faits, énoncés d'une manière générale, si l'on peut; qu'on fasse taire les plaintes, les accusations même qui s'élèvent de toute part contre une telle pratique, comme un long cri de réprobation? Il doit arriver aussi que le médecin soit appelé en même temps pour deux malades, dont l'un appartiendra à une société, et l'autre à sa clientelle; dans ce cas, malgré la différence du danger, quel sera, je le demande encore, le premier visité?

Ce désavantage réel pour les sociétaires, tiré de l'ordre des choses physiques, s'augmenterait d'une manière effrayante, si quelque épidémie venait à éclater; pour lors force serait au médecin d'abandonner ces sociétés,

(1) Un médecin de ces sociétés est allé visiter un enfant seulement trois jours après qu'il était mort.

[illegible]

D'après ces considérations et un grand nombre d'autres que nous pourrions ajouter encore (1), il devient presque impossible que le médecin, quelque activité et quelque philantropie qu'on lui suppose, quand même il serait sur pied, depuis le matin jusqu'au soir, parvienne à remplir également et envers tous ses malades les devoirs délicats et impérieux de son ministère.

Mais, dira-t-on, voulez-vous priver la classe ouvrière des ressources qu'elle trouve dans ses associations, contre ses maladies et ses infirmités ? non sans doute. En dénonçant les abus qui résultent de l'abonnement passé avec le médecin et le pharmacien, je n'attaque nullement la constitution de ces sociétés (2) ; mais, puisqu'il est reconnu que ces abus existent et qu'ils sont également onéreux aux uns et aux autres, n'y aurait-il pas d'autre voie pour

(1) Nous ne pensons pas avoir épuisé la matière sur ce chapitre, ainsi que sur les deux autres ; nous croyons, au contraire, pouvoir trouver des personnes mieux instruites qui nous fairont apercevoir de nombreuses omissions qui peuvent nous être échappées : ces omissions doivent être attribuées à notre position peu avantageuse pour la recherche des faits de ce genre, et quelquefois à notre répugnance pour entrer dans de semblables détails.

(2) Je laisse ce soin à d'autres [illegible]

parvenir au but qu'on s'est proposé (1), sans froisser tant d'intérêts et sans se mettre en opposition avec toutes les idées reçues de possible et de raisonnable ?

Pour les médecins, et pour ne parler encore que de ceux qui traitent de ces sociétés, le désavantage qu'ils en éprouvent n'est pas moins grand. Indépendamment des conséquences que le discrédit déversé sur leur art, fait nécessairement rejaillir sur eux, leur intérêt direct, s'il est possible de l'envisager séparément, n'est pas moins réellement lésé. Leur pratique se trouve augmentée, il est vrai, mais avec beaucoup plus de travail et une responsabilité plus grande devant l'opinion, leur bénéfice n'est nullement proportionné; de manière qu'on peut avancer qu'il serait plus avantageux pour eux que ces abonnemens n'eussent pas lieu, parce que, excepté pour quelques uns seulement, la portion présumée de ma-

(1) Par exemple, au lieu de donner neuf francs par semaine aux malades, ne pourrait-on doubler et même tripler cette somme, à la charge par ceux-ci de se faire traiter comme et par qui ils entendraient? ou mieux charger la société d'acquitter le compte du médecin et du pharmacien, avec un rabais de convention fixé *ad hoc*, et de laisser ensuite le malade libre d'appeler un médecin de sa confiance que l'on violente d'une manière si inhumaine. N'a-t-on pas l'exemple de la société nombreuse des porte-faix et celui de plusieurs confréries où chaque malade choisit son médecin. — On serait peu fondé, je pense, à alléguer que ces sociétés n'auraient pas de fonds suffisans.

lades qui pourrait revenir à chacun serait plus productive que ce grand nombre. C'est vraiment une chose digne d'admiration que de voir un grave docteur qui, après une douzaine de visites faites à des sociétaires, sera assuré chaque soir, d'avoir gagné sa pièce de vingt-quatre sous ! Heureusement la plûpart de ces médecins sont peu jaloux d'une telle pratique, et, dans l'intérêt commun, donneraient volontiers l'exemple d'y renoncer, s'il devait être généralement suivi.

Disons aussi un mot sur le mode de répartition de ces sociétés aux médecins. On croirait d'abord que les sociétaires ont convenu entre eux de fournir chacun une quotité mensuelle, pour rétribuer au médecin de leur choix et qui posséda leur confiance, comme cela se pratique dans plusieurs petites villes où il n'existe pas de société de bienfaisance, pas du tout; cette marche serait trop naturelle, il faut, pour avoir un médecin, qu'ils s'adressent à la société de bienfaisance qui elle-même leur nomme ou plutôt leur impose un tel médecin (1), sans

(1) Nous avons sous les yeux plusieurs réglemens de ces sociétés de prévoyance et de secours. Dans tous, dès la seconde page, nous trouvons : *un médecin et un pharmacien seront nommés à la Société.* Or, c'est la Société de Bienfaisance qui, en vertu du haut patronage qu'elle exerce sur ces sociétés, s'est, entr'autres attributions, arrogé celle de leur nommer le médecin et le pharmacien.

que ceux-ci, qui sont les seuls intéressés à cette nomination, ayant le droit de réclamer, si elle n'est pas à leur gré. De cette manière, quelques médecins ont seuls le monopole de ces sociétés, grâce à leurs rapports privés avec les personnes qui, en vertu de je ne sais quelle autorité, s'arrogent le privilége exclusif de ces nominations.

Enfin, et pour en revenir à notre sujet, qui ne reconnaît, dans ces ridicules abonnemens, un tort irrémissible porté à la médecine? Quelle confiance, quel respect accorder à un art dont la pratique est mise au rabais? Si le peuple, qui n'accorde ordinairement de valeur aux objets qu'en raison de la difficulté qu'il trouve à se les procurer, peut employer un médecin à moindre frais qu'il le ferait du moindre commissionnaire; si on l'accoutume à regarder l'homme de l'art comme un vil mercenaire que, moyennant deux sous, il peut mander à volonté!

La pharmacie subit en tous points le joug avilissant imposé à la médecine, et recueille également le fruit de tous les abus attachés à ces fallacieux abonnemens. Et peut-on dire, sans affliger la sensibilité des cœurs généreux, jusqu'où peuvent être poussées les fâcheuses conséquences de ces abus!

Des médecins et des pharmaciens, peu satisfaits sans doute de la modique rétribution qu'ils reçoivent de ces sociétés, ont cherché à y suppléer en s'aidant des moyens réprouvés d'une connivence intéressée. Les premiers, dans leurs brusques visites, se font un scrupuleux devoir de n'ordonner que très peu de médicamens, et souvent moins que ne le comportent les plus pressantes indications (1). Ils ont un grand soin, dans l'intérêt du pharmacien, de ne choisir que des remèdes peu coûteux (2), et leurs ordonnances, aussi rares que frappantes de simplicité, arrivant chez celui-ci, y éprouvent les modifications, au moyen de médicamens inférieurs en qualité, à des doses moindres que celles prescrites ou par des substitutions frauduleuses, que leur fait encore subir une avidité criminelle.

(1) La fille d'un sociétaire, âgée de dix à douze ans, atteinte d'un gastro-entérite intense, a reçu, pour tous remèdes, quelques pintes de tisanne de mauve, jusqu'à ce que les parens de la malade, peu satisfaits des succès d'un pareil traitement, ayant appelé un autre médecin qui a été trop heureux d'arrêter les progrès du mal par l'application de quinze sangsues sur l'épigastre et par l'emploi d'autres moyens indiqués. — Les faits de ce genre ne manqueraient pas, s'il était besoin d'en citer.

(2) Tels médicamens coûteux, le sulfate de quinine, par ex., ne sont jamais ordonnés.

CHAPITRE TROISIÈME.

EXERCICE ILLÉGAL

DE LA

MÉDECINE

> Il faudrait un Hercule pour écraser cette hydre; mais si je réussis à briser seulement une des têtes du monstre, dût ma main être blessée dans le combat, je serai amplement satisfait.
>
> *Lord Byron.*

De même que dans le corps humain toutes les parties de l'organisme participent plus ou moins à l'altération d'un organe principal, de même lorsque la médecine est devenue, entre les mains des praticiens, une arme, pour ainsi dire, hostile envers la société, il est impossible que toutes les branches des connaissances médicales et toutes les professions qui s'y rattachent, ne partagent pas cet état de corruption et d'anarchie.

Ce chapitre serait beaucoup trop long si l'on voulait y admettre tous les faits qui de droit y trouveraient place; mais, pour l'honneur de la science, ne soulevons qu'une partie du voile qui dérobe aux yeux du vulgaire ce désolant tableau que tout l'art du peintre s'efforcerait vainement de rendre supportable.

La médecine à Marseille n'est pas uniquement exercée par les gens de l'art, c'est encore le patrimoine du premier intrigant qui, par un artifice quelconque, saura attirer les regards du public, et dont la hardiesse osera se jouer de tous les sentimens de délicatesse et d'humanité. Qui l'empêcherait en effet d'user de cette ressource comme de toute autre? les connaissances nécessaires dont il est entièrement dépourvu; mais ne sait-il pas que ce n'est presque jamais sous ce point de vue qu'on le jugera? les qualités morales? on en tient presque plus compte aujourd'hui, et pour le peu qu'il sera obligé d'en montrer, est-il si difficile de l'avoir? les titres? vous voulez rire; a-t-on besoin d'être revêtu d'un caractère honorable pour exercer la médecine? Qu'est-ce qu'un diplôme stérile qui ne garantit plus rien, et puis, quel est le pouvoir chargé de vérifier ces titres à un exercice légal? En médecine, on peut tout ce qu'on aura assez d'audace pour entreprendre. De la souplesse, de la jactance, l'ignorance qui ne doute de rien, l'intrigue infatigable, l'hypocrisie ambitieuse, l'oubli de toutes les bienséances, de tous les devoirs; voilà les vrais titres du médecin, et ceux-là ils les ont, ces médicastres, ces renoueurs, cette tourbe de charlatans de toute espèce (1), ces hommes sans aveu, comme ils sont sans caractère légal, qui, au sein d'une grande ville (2), affichent impunément leur effronterie, et insultent chaque jour à la morale publique, par le renversement de tout ce qu'il y a d'utile, de respectable, de sublime dans notre art (3).

Les professions qui se rattachent plus ou

(1) C'est principalement chez ces gens que s'est réfugiée la médecine, appelée avec raison *stercorale*. Pour eux, en effet, elle consiste toute entière dans l'indication d'évacuer les *humeurs* par tous les couloirs de l'économie, et, ceci soit dit en passant, on n'ignore pas combien cette médecine à grands effets, dont la pratique est si commode et si facile, renferme d'ignorance et de charlatanisme.

(2) Ici plus que partout ailleurs pullulent les charlatans de toute espèce, depuis le chirurgien pédicure jusqu'aux guérisseurs des maladies vénériennes.

(3) Redoutez ces imposteurs dangereux que les lois ne sauraient atteindre et que l'ignominie ne peut humilier.

Voyage du Jeune Anacharsis.

moins à la médecine viennent toutes à l'envi fondre sur ce champ malheureux, et, semblables à ces insectes que l'histoire sacrée nous montre envoyés à Pharaon, pour le punir de son indocilité, en dévorent jusqu'au dernier brin de verdure. Ainsi les officiers de santé (1), création informe et incomplète, ces monstres en médecine dont chaque année un jury libéral nous verse les flots abondans, et qui, créés à une autre époque, pour un besoin temporaire (2), n'auraient pas dû survivre à la circonstance, ou du moins devraient disparaître du sein des villes, et ne pas être appelés à partager avec le vrai médecin une confiance à laquelle ils n'offrent pas de garantie suffisante (3); car en médecine comme dans l'art du poète

(1) Qui se signent et se font appeler chirurgiens.

(2) La loi des officiers de santé qui seule eut suffi pour perdre l'art de guérir, et le flétrir aux yeux des générations futures, vint accroître le mal, etc. Leur établissement est une institution monstrueuse, et leur anéantissement est le vœu le plus ardent de l'humanité. — ANNALES CLINIQUES DE LA SOCIÉTÉ DE MÉDECINE-PRATIQUE de Montpellier, n.° 153 et 154; sept. et novemb. 1825, t. XXXVIII.

(3) Il n'est que trop ordinaire de voir des candidats au grade d'officier de santé, se présenter, après six mois ou un an d'études, au jury médical, avec une assurance qui n'est pas toujours ici la confiance qui naît du savoir, et qu'au sortir de ces épreuves de formalité qui trahissent si rarement leur attente, ils reçoivent un diplôme de demi capacité. Dès-lors, devenus médecins aux yeux du

et de l'écrivain, il n'est point de degré du médiocre au pire : non que je sache très bien que le titre seul ne fait pas le médecin, et que, parmi les officiers de santé, il en est un certain nombre auquel un titre est la seule chose qui manque, mais mon assertion, pour être limitée, n'en conserve pas moins en général toute sa force. Mais, dira-t-on, laissez faire le public, il est bon juge, il reconnaîtra bientôt le vrai médecin, celui qui mérite sa confiance ; ce serait une erreur de le croire. En fait de science et surtout en médecine, presque tout le monde est vulgaire ; il est impossible que le public juge le médecin autrement que d'après la forme de son habit, la facilité et l'abondance de son élocution (1) ; que si vous ne prévenez les erreurs de son jugement (2), vous l'exposez le plus souvent à choisir le pire de tous : c'est une

public, la seule chose qui, pour eux, s'oppose momentanément au plein et entier exercice de la médecine, est souvent le peu de confiance qu'inspire une face juvenile de vingt ans, encore vierge des traces honorables et indélébiles qu'impriment à la physionomie les longues études et l'habitude de la réflexion.

(1) Les médecins sont condamnés à n'avoir de juges de leurs talens et de leur conduite que parmi les gens incapables de se former une idée juste sur leur compte.

(2) Un médecin, dans le monde, est une espèce de monnaie qu'on reçoit volontiers sur la parole des gens qui se vantent d'en savoir le prix : il suffit de le surfaire. JOURNAL GÉN. DE MÉDEC., janvier 1825, n.º 338, art. MÉDECIN.

arme meurtrière laissée entre les mains d'un insensé; *quod gladius in manu furiosi, id liber medicus est artis imperitis* (1).

Parmi les pharmaciens un grand nombre ne se fait pas un scrupule d'empiéter chaque jour sur le domaine de la médecine (2). A l'exemple sans doute de quelques médecins qui vendent des médicamens, et qui ont chez eux une véritable pharmacie, à l'usage du public, ils donnent des consultations, font des pansemens, pratiquent des opérations, ordonnent les médicamens les plus énergiques, tels que des purgatifs et des émétiques, enfin exercent, dans toute sa plénitude, la médecine à domicile. Pour lors, lorsque la maladie s'est aggravée, malgré les prescriptions les plus méthodiques et les plus rationnelles de ces Esculapes nou-

(1) TULPIUS, OBS. MÉD., lib. IV.

(2) Sans parler du traitement des affections vénériennes qui est devenu leur partage presque exclusif, les maladies du premier âge, si difficiles à connaître, à cause de l'obscurité du diagnostic, et qui réclament plus impérieusement peut-être que toutes les autres, l'attention soutenue d'un médecin exercé, sont principalement celles qu'ils traitent avec trop peu de ménagement. Il est curieux de voir avec quelle assurance ils prodiguent les toniques les anthelmintiques et surtout les purgatifs pour combattre de prétendues affections qui souvent n'existent pas, tandis qu'ils méconnaissent celles qui existent réellement (la pneumonie latente, les mésentérites, etc.), et qui, par leur gravité, menacent les jeunes victimes de la confiance irréfléchie de leurs parens. Je suis bien sûr que les pharmaciens recu-leraient devant une telle pratique, s'ils pouvaient un instant en envisager les conséquences.

veaux, et qu'ils sont, comme on dit, au bout de leur latin, ils ont recours à un médecin affidé, (car ceci est réciproque, entre le médecin qui envoie toutes ses ordonnances chez le même pharmacien, et le pharmacien qui fait appeler toujours le même médecin, et plût à Dieu que cet échange de bienveillance n'eût jamais lieu que dans de telles limites!) qui, en arrivant, ne doit pas manquer d'approuver tout ce qu'a fait le pharmacien, ses prescriptions eussent-elles été les plus contraires aux règles de l'art, ou même au simple bon sens.

On trouve chez ces messieurs toutes sortes de remèdes secrets, des spécifiques infaillibles de leur composition, des dépôts de toute espèce, de pastilles, de poudres, de sirops, d'élixirs, d'emplâtres, etc., qui, sous des noms spécieux, prélèvent un impôt sur la crédulité publique, et dont souvent le moindre des inconvéniens est celui d'une nullité absolue (1).

Des sages-femmes pratiquent des saignées, prescrivent des potions et d'autres médicamens, traitent des malades; dans des accouchemens laborieux, elles n'appellent souvent le médecin-

(1) C'est l'habileté du médecin clinique qui dirige l'appliction de chaque remède, et qui détermine les succès. Un empirique qui n'a que des recettes, a été justement comparé à un aveugle armé d'un bâton: il frappe au hazard et indistinctement le malade et la maladie.

ALIBERT, MAT. MÉD.

accoucheur qu'à la dernière extrémité, après s'être déjà livrées à mille pratiques dangereuses, et alors que leur insuffisance bien manifeste ne saurait plus être dissimulée. Ici je m'arrête; la vérité deviendrait accusatrice, s'il était permis de dévoiler les criminelles manœuvres que l'on emploie trop souvent pour seconder l'intention parricide de quelques victimes de la séduction. Des lois existent contre le crime, dira-t-on; et de quoi servent les lois, lorsqu'il est si facile de les éluder? lorsque, par une indifférence qu'on ne saurait qualifier, et souvent par de misérables considérations, ceux qui devraient provoquer leur sévérité, ne leur désignent jamais de coupables (1).

Enfin pour compléter ce tableau, des épiciers, des droguistes, des herboristes (2) débitent des remèdes, au poids médical, des médicamens composés, exécutent des ordonnances, traitent même des malades; de sorte que, dans cette anarchie générale, dans cette honteuse confusion des divers élémens de l'art de connaître et de traiter les maladies, il sera

(1) C'est une chose digne de remarque que, lorsque les faits de ce genre sont si multipliés, des exemples effrayans ne viennent pas arrêter les coupables.

(2) Pourquoi faut-il comprendre dans ce nombre les sœurs d'établissemens religieux qui, par un zèle sans doute que leur motif seul peut excuser, se livrent au débit de médicamens.

bientôt impossible d'assigner à chacun les vraies limites de ses attributions, et de ne pas voir autant de médecins, ayant le droit d'exercer, dans tous ceux qui savent faire une tisane, panser un vésicatoire, exécuter une prescription, voire même dans les garde-malades (1).

Tel est l'état déplorable où est réduite la médecine. Que cette science, si éminemment utile dans son but, qui embrasse l'humanité entière dans ses sublimes attributions, cette science, à laquelle l'antiquité reconnaissante a élevé des autels et dont elle a divinisé les apôtres, se trouve, par l'insouciance et les méfaits de ceux mêmes qui sont chargés d'en conserver fidèlement le dépôt sacré, dépouillée de ses plus beaux titres à l'admiration et à la reconnaissance des hommes et ravalée au-dessous des professions mécaniques les moins relevées !

Et certes nous sommes bien loin de préconiser ces temps où un aveugle empirisme appesantissait sur la médecine son sceptre de plomb; où l'homme de l'art, escorté d'un appareil de termes aussi barbares que son accoutrement,

(1) On serait vraiment étonné du grand nombre de faits qui rentrent dans un exercice illégal, s'il était permis de les énumérer et de dévouer au mépris public le nom des fourbes et des imbéciles qui en font un coupable trafic. On peut consulter à ce sujet le registre des procès-verbaux du Comité Médical des Dispensaires.

laissait tomber à peine, du haut de sa gravité doctorale, quelques arrêts infaillibles et sans appel, où la frayeur qu'il inspirait suffisait à peine pour retenir le ridicule que provoquait une lourde pédanterie que plus d'une fois des auteurs satiriques ont parodié avec tant de succès (1); mais alors du moins la raillerie s'arrêtait pour ainsi dire à la superficie des objets, et le corps de la science, entouré de l'amour et de la sollicitude de ses adeptes, l'était aussi aux yeux du vulgaire d'un formidable respect. Que de nos jours, si nous ne pouvons prétendre à la ramener à la splendeur primitive des temps antiques, il est du devoir des médecins de conserver inaltérable ce reste de feu sacré qui leur a été confié, et de défendre l'accès du temple contre les flots d'une multitude profane.

Et que deviendra l'homme au moment des souffrances, si le ministre d'un art conservateur n'est plus à ses yeux qu'un imposteur adroit qui vient chercher une dupe jusque dans les bras de la mort; s'il a appris à ne plus compter sur les secours d'une science

(1) C'est faute d'avoir distingué la véritable médecine de la médecine populaire, mise à la portée de tout le monde, et pour l'avoir bornée à une thérapeutique purement empirique, que quelques philosophes modernes se sont crus fondés à ne pas la regarder comme une science, et à la poursuivre des traits malins de la satire.

qui, si elle n'était qu'une illusion, serait encore un bienfait.

On nous opposera peut-être le grand nombre de médecins comme pernicieux à la médecine; on nous montrera cette nouvelle génération de jeunes docteurs qui s'avance armée d'un diplôme, et qui vient renforcer la foule déjà trop nombreuse des praticiens (1). Cette cause est, il est vrai, essentiellement nuisible à la médecine; mais ce n'est pas la seule qu'il faut accuser du discrédit et de la défaveur attachés à cet art; c'est un vice de qualité bien plus que de quantité. Et quelque grand que soit en effet le nombre des médecins, il ne le serait peut-être pas encore trop si, unis entr'eux par les liens étroits qui les rapprochent, ils marchaient ensemble dans l'observation des préceptes d'une rigoureuse expérience; si, recommandables par leur savoir dans leur art, aussi bien que dans les sciences qui si rattachent, soigneux même de perfectionner leur esprit par la culture des lettres, et de conserver dans leurs discours la pureté des formes du langage, qui

(1) Koop pense qu'une ville qui aurait anviron deux cent seize arpens carrés de superficie, quinze cents maisons et douze mille habitans, aurait besoin de huit médecins, trois chirurgiens, dont un pour les grandes opérations et un pour les accouchemens, quatre femmes et deux apothicaires.

[illegible] l'homme instruit dans [illegible] désert, ils s'efforçaient de se maintenir à la hauteur de leur caractère, et de conserver dans la société la place honorable qu'elle leur assigne, si enfin, renonçant à tous les petits calculs de l'intérêt et à toutes les brigues de la jalousie, ils se pénétraient bien de l'esprit d'une science qui, outre qu'elle se rattache plus ou moins directement à toutes les branches des connaissances humaines, touche de si près à la philosophie et à la morale, qu'on ne saurait faire un pas hors de ses préceptes, sans s'écarter en même temps de la route que suit toujours l'homme de bien : car, ainsi que l'a dit le Vieillard de Cos, celui qui n'a pas les vertus de sa profession, n'en saurait remplir les devoirs.

Mais le grand nombre de médecins devient vraiment un fleau pour la médecine, lorsque au mépris de tout ce qu'elle prescrit, l'homme de l'art indifférent pour ses progrès, sacrifie chaque jour quelqu'un de ses priviléges à un sordide intérêt; que chaque jour il la plonge dans une popularité funeste, et qu'il met toute sa gloire à faire jouer les ressorts de l'intrigue, pour remporter sur ses confrères, des avantages qui ne devraient être que le prix du talent; que chaque jour enfin, il affiche le scandale de ses débats, et l'exemple de toutes les petites passions, des sottes vanités, de ces rivalités malheureuses qu'il devrait flétrir de son indignation. Qu'ils ne s'en prennent donc qu'à eux-mêmes, les médecins, si comme ils l'avouent, la médecine ne se fait plus comme autrefois, si c'est pour ainsi dire un art dégénéré. Ne sont-ce pas eux-mêmes qui le veulent ainsi en devenant des rivaux ardents pour la perdre, en détachant chaque jour quelque pierre du temple d'Epidaure, et en démolissant peu à peu l'édifice médical ?

Hâtons-nous de mettre fin à ces considérations en proposant quelques moyens capables d'arrêter les progrès rapides du mal. L'esprit est prompt à se dégoûter d'un travail qui est presque tout entier pour le blâme, et dont il n'a consenti à se charger que pour satisfaire aux mouvemens d'une juste indignation.

Je crois que pour tout esprit non prévenu, les choses ne sauraient rester plus long-temps dans cet état, sans compromettre gravement la dignité de la médecine, et que par conséquent, il est d'une nécessité absolue d'aviser aux moyens de le faire cesser (1). Il ne saurait

(1) L'égoïsme et une indifférence peu honorable pourraient seuls

donc je pense, y avoir de dissidence que sur les moyens de parvenir à ce but. Dès-lors notre tâche est remplie, car en supposant que ce que nous avons à proposer n'obtienne pas l'assentiment général, il n'en restera pas moins pour démontré, que des mesures répressives de la licence sont devenues indispensables.

Pour nous, sentinelle vigilante, nous avons découvert la marche de l'ennemi; le cri d'alarme s'est fait entendre, nos devoirs sont remplis, d'autres efforts deviennent nécessaires pour le repousser.

Les moyens de répression à adopter doivent se rapporter au plan de notre travail (1). Toutefois ils sont nuls ou presque nuls pour ce qui regarde le premier chapitre, parce que les opinions en médecine sont propres à leurs auteurs, et doivent être libres. On doit même s'abstenir de les censurer trop vivement, et les armes du raisonnement et de la persuasion sont les seules permises dans ce

s'opposer à des mesures tendantes à faire cesser le désordre et l'anarchie.

(1) Voyez à ce sujet dans les Annales cliniques de la société de Médecine-pratique de Montpellier, tom. XXXIV et XL, 1814 et 1816, le plan général d'organisation médicale, par M. Py, médecin, et l'Essai sur les moyens de former de bons médecins, par JJ. Menuret, D.r de l'université de Montpellier, Paris, 1824.

genre d'attaque. Il serait cependant à désirer que, prenant en considération le tort si grave qui résulte pour la science de leur opposition dans les principes, et par suite dans les procédés curatifs, puisqu'il est vrai de dire que les théories font la pratique, les médecins montrassent assez d'ensemble et d'intelligence, pour ne pas justifier davantage l'espèce d'avillissement dans lequel est plongée la pratique de leur art.

L'utilité des concours étant appuyée par un *consensus* si général, qu'il deviendrait inutile d'en développer les preuves et les raisons (1); il convient d'avoir recours à ce mode d'élection pour nommer aux places non-seulement des hôpitaux, mais encore à toutes celles qui comportent un exercice public (2).

(1) Toutes considérations pour et contre mûrement pesées, il n'est pas de meilleur moyen de reconnaître le savoir. Au contraire, l'art du solliciteur, celui de s'insinuer auprès des hommes puissans, et d'obtenir soit de leur faveur, soit des circonstances, un rang, des honneurs distingués, peut se concilier parfaitement avec une absence complète de connaissances médicales. Dict. des sciences médicales, art. méd.

(2) A Lyon, toutes les places des hôpitaux, depuis celle d'élève interne jusqu'à celle de médecin et de chirurgien en chef, sont amovibles et au concours. A Bordeaux, la place de chirurgien en chef est amovible; ce sont les chirurgiens chefs-internes qui sont appelés à la remplir, d'après le résultat d'un concours. Qui doute que ce mode d'élection, en favorisant les talens et les ambitions légitimes, ne produisit un bien immense sur l'enseignement si arriéré

De cette manière, on serait assuré d'avoir des médecins qui fourniraient toujours la garantie certaine de leur aptitude à les remplir, et l'on écarterait ces hommes rapaces qui, circonvenant le pouvoir de toute la souplesse de leur esprit, épient les faveurs qui tombent de ses mains, pour en faire une proie assurée de leur avidité insatiable (1).

Les médecins devraient s'entendre à l'effet d'aviser aux moyens de faire cesser les abus et le scandale qui résultent des abonnemens passés entre les sociétés de prévoyance et de secours, et les médecins et les pharmaciens. Ils devraient à ces fins et si besoin est, faire intervenir le zèle philantropique et la vigilance éclairée des autorités locales dans leurs justes réclamations.

Il leur importe, autant qu'il est de leur devoir de s'occuper à former une chambre de discipline (2), composée de praticiens

dans nos hôpitaux, et ne fournit aux élèves en médecine un moyen assuré de s'instruire et de se distinguer.

(1) Il serait facile de prouver, comme l'a fait à une autre occasion, un praticien, qui maintenant n'a plus rien à désirer sous ce rapport, qu'il est physiquement impossible qu'une personne qui cumule cinq ou six places dont les fonctions sont différentes ou même s'excluent réciproquement, puisse les remplir toutes en conscience ; or, que répondront à cela les distributeurs et les accapareurs de places ?....

(2) Un des moyens qui pourraient influer le plus sur la considé-

recommandables, pris dans le sein des deux sociétés de médecine (1), laquelle sera chargée de surveiller la conduite publique des médecins, de connaître et réprimer les actes d'un exercice illégal (2), et de mettre un terme aux coupables manœuvres de ces médicastres, de ces charlatans de toute espèce, qui compromettent chaque jour les plus chers intérêts de l'humanité.

Après avoir dénoncé à la vindicte publique les funestes abus qui se commettent dans l'exercice de la médecine à Marseille, et avoir appelé sur ce point l'attention des médecins philantropes; après avoir enfin pro-

ration que la médecine a droit d'obtenir, est l'établissement d'une chambre de discipline, formée par les médecins mêmes : l'intérêt direct qu'ils ont à voir leur profession honorée les portera à maintenir, parmi ceux qui la professent, les sentimens qui devraient toujours les animer. Dict. de méd. en 18 vol.; art. médecine.

(1) Nous joignons ici notre opinion à celle d'un médecin connu par son zèle pour tout ce qui intéresse le bien de la science, sur les deux sociétés de Médecine. Ne conviendrait-il pas, dit M. Roux, dans l'Obs. des Sciences Méd. II année, XV n.°, 7.bre, 1822, de n'avoir qu'une société de médecine dans notre cité (au lieu de deux)? Oui, sans doute. Les avantages qui en résulteraient sont inappréciables; la science y gagnerait, l'humanité serait mieux servie; et qui doute même que les fatales passions, ne fussent alors assez enchaînées pour n'exercer que peu ou point leur ravage, tandis qu'aujourd'hui!!!

(2) En provoquant l'exécution des lois existantes, voy. loi du 19 ventôse et 21 germinal an XI, 29 pluviôse an XIII, et décret du 10 août 1810.

pose quelques mesures qui nous ont paru indispensables pour arrêter les progrès du mal, que nous reste-t-il à faire? Des vœux, des vœux seulement, pour que nos paroles, quelquefois un peu fortes, mais toujours l'expression de la vérité, ne soient pas un vain son qui, après avoir un moment importuné des oreilles prévenues, va bientôt se perdre dans le silence de l'oubli.

FIN.

www.ingramcontent.com/pod-product-compliance
Ingram Content Group UK Ltd.
Pitfield, Milton Keynes, MK11 3LW, UK
UKHW020432180726
13839UKWH00003B/1444